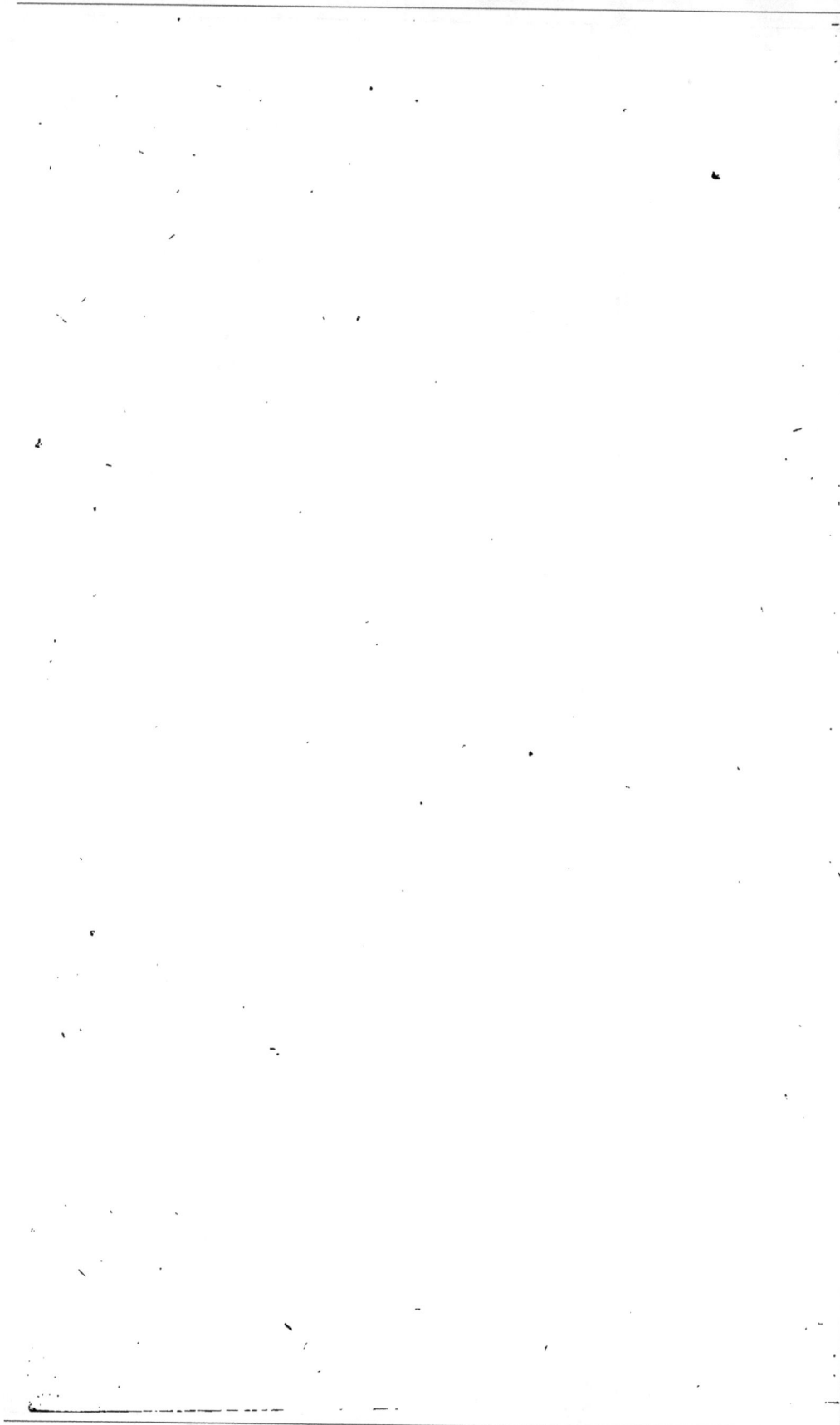

Conseil central d'hygiène et de salubrité
de la Côte-d'Or.

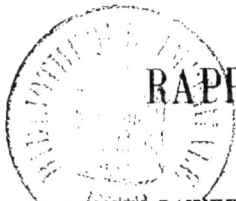

RAPPORT GÉNÉRAL

SUR LES

CAUSES D'INFECTION DE LA RIVIÈRE D'OUCHE

ET LES MOYENS D'Y REMÉDIER

présenté au Conseil d'hygiène dans sa Séance du 27 avril 1866

Par M. LADREY

DIJON

IMPRIMERIE ET LITHOGRAPHIE EUGÈNE JOBARD

1866

Conseil central d'hygiène et de salubrité
de la Côte-d'Or.

RAPPORT GÉNÉRAL

SUR LES

CAUSES D'INFECTION DE LA RIVIÈRE D'OUCHE

ET LES MOYENS D'Y REMÉDIER

présenté au Conseil d'hygiène dans sa Séance du 27 avril 1866

Par M LADREY

Le conseil d'hygiène a décidé, dans sa dernière séance, présidée par M. le préfet, qu'il irait visiter les bords de la rivière d'Ouche dans le parcours de Dijon, et plusieurs établissements industriels auxquels on attribue une large part dans les inconvénients dont se plaignent depuis quelques années les propriétaires riverains et les communes situées sur le cours de cette rivière au-dessous de la ville.

Cette visite a eu lieu le mardi 20 février dernier. M. le préfet, accompagné de plusieurs membres du conseil, s'est d'abord rendu à la distillerie située près de la porte Guillaume, puis au lavoir établi derrière le château d'eau, et de là, en suivant la direction du canal de décharge des fontaines, à l'endroit où les égoûts de la ville viennent déboucher dans la rivière d'Ouche.

L'attention du conseil s'est ensuite portée sur la disposition de la rivière dans l'intérieur du faubourg d'Ouche et dans les lieux voisins, il a examiné les biefs successifs établis sur l'un des bras jusqu'au delà des moulins et à la réunion des deux parties de la rivière.

Dans tout ce trajet, M. le préfet s'est plusieurs fois entretenu avec les personnes intéressées, qui lui ont fourni des renseignements, les unes sur la nature et la pratique de leurs industries, les autres sur les inconvénients dont ils ont à se plaindre et les griefs qu'ils croient devoir formuler.

Cette indication suffit pour montrer qu'il n'a été négligé aucun des éléments pouvant servir à éclairer la question. Aussi, avec les documents que je possédais déjà sur différents points, et les observations que j'ai faites pendant cette visite et depuis cette

époque, il m'a été facile de remplir la mis-
sion dont vous m'avez chargé, et de vous préparer un rapport général et sommaire qui
nous permettra d'éclairer l'administration
sur la marche à suivre pour arriver à une
solution sauvegardant et conciliant tous les
intérêts.

La rivière d'Ouche, à son entrée à Dijon,
se divise en deux bras, un peu au-dessous
de l'hôpital ; l'un d'eux, le plus rapproché
de la ville, constitue une série de biefs ser-
vant à faire mouvoir des moulins et des bat-
toirs. On compte ainsi cinq barrages successifs sur ce parcours, jusqu'à l'endroit où ce
bras de la rivière se réunit à l'autre ; cette
réunion a lieu un peu avant l'extrémité du
parc.

Depuis très longtemps, il existe sur le bras
de la rivière le plus rapproché de la ville,
un grand nombre d'établissements industriels qui en utilisent les eaux pour leurs besoins. Presque tous ces établissements étaient
autrefois situés entre le premier et le second
barrage, et sur le même bief était également

placé l'abattoir qui a été récemment trans-
porté sur un autre point.

Cependant, malgré cette circonstance, ja-
mais aucune plainte ne s'était élevée au sujet de l'insalubrité ou de l'infection des eaux
de la rivière au-dessous de ces établissements et l'encombrement des différents biefs
ne présentait rien d'anormal.

Il y a quelques années, les premières
plaintes remontent à 1860, plusieurs propriétaires, habitant les bords de la rivière,
signalèrent à l'administration, d'une part
l'encombrement rapide et insolite des biefs,
par suite de l'accumulation d'une plus
grande quantité de matières; de l'autre, les
émanations fétides qui s'exhalaient de ces
matières, lorsque la vase était mise à sec
pendant l'été, où s'échappaient de l'eau elle-
même, lorsque la vase était recouverte.
L'eau n'était plus qu'accidentellement dans
l'état de limpidité qu'elle présentait autrefois constamment; le plus souvent elle était
trouble, tantôt blanche, tantôt colorée, elle
faisait mourir le poisson et devenait très
nuisible pour le bétail, qui souvent refusait
d'en boire.

Ces différents griefs se sont rapidement

accrus ; les plaintes , en peu de temps ,
sont devenues plus nombreuses. Les communes situées sur l'Ouche , au-dessous de
Dijon, et notamment celle de Longvic, ont
également signalé l'insalubrité de leurs
eaux, autrefois tout à fait propres à tous les
usages, et partout les faits observés présen-
taient les mêmes caractères.

Le conseil d'hygiène a eu plusieurs fois
déjà à s'occuper de ces plaintes, et malgré
les observations qu'il a présentées, aucune
mesure sérieuse n'a été prise jusqu'ici pour
remédier aux inconvénients constatés et
pour en prévenir le retour.

Je me contenterai d'expliquer l'insuccès
de nos premières tentatives par les difficultés que la question présente, et j'espère que
cette nouvelle étude en amènera la solution,
ou tout au moins provoquera des mesures
qui nous conduiront à une amélioration no-
table.

La déclaration exacte et vraie des faits observés me paraît être le meilleur moyen de
rassurer bien des esprits qui s'exagèrent les
conséquences de l'état de choses que nous
venons d'indiquer. Quant à ceux qui ont
plus particulièrement à se plaindre, ils ont

maintenant l'assurance que l'administration ne reculera devant aucun effort pour faire disparaître le mal et pour donner satisfaction à leurs intérêts compromis.

En même temps que les particuliers et les communes formulaient leurs plaintes, ils avaient soin d'indiquer les causes auxquelles ils attribuaient ce changement radical dans l'état de la rivière, la salubrité de ses eaux et des localités qu'elle traverse.

Il nous sera facile, en réunissant ces indications et les résultats des études que nous avons faites, de grouper ces différentes causes de manière à pouvoir examiner successivement les effets produits par chacune d'elles.

Nous diviserons ces causes diverses en trois catégories.

La première comprendra un seul établissement, la distillerie installée depuis 1858 dans les dépendances de l'ancienne poste aux chevaux, près de la porte Guillaume.

A la seconde, nous rattacherons tous les établissements industriels autrefois limités entre les deux premiers barrages, dans le quartier dit des Tanneries, et dont plusieurs sont installés maintenant au delà du second barrage.

Enfin, dans une troisième catégorie nous réunirons tout ce qui est la conséquence du régime et de la disposition des égoûts de la ville qui viennent se rendre dans la rivière d'Ouche par deux ouvertures, l'une située en face de l'endroit où se trouvait l'ancien abattoir, l'autre un peu plus bas et du même côté.

Si, dans cette étude, l'intérêt général de la population, au point de vue de l'hygiène et de la salubrité, doit dominer toute autre considération, nous croyons, cependant, qu'il faut tenir un grand compte des intérêts privés engagés dans les industries que nous venons de citer, et tous nos efforts doivent tendre à faire disparaître ou à diminuer les inconvénients que peut présenter l'exercice de ces industries, sans nuire à leur développement et à leurs progrès.

Nous devons tenir pour certain, d'un autre côté, que le jour où l'on aura fait cesser, par une sage réglementation, les craintes qui ont été manifestées depuis quelques années, on verra s'accroître rapidement la prospérité d'établissements qui seraient condamnés, tôt ou tard, à une ruine inévitable, si on les laissait persister dans la voie où ils sont engagés.

Ainsi, favoriser le mouvement industriel qui se manifeste dans notre cité, mais, en même temps, améliorer ou, tout au moins, maintenir les bonnes conditions de salubrité qu'elle possède, tel est le double but que nous nous proposons d'atteindre et auquel nous arriverons certainement, puisque tout le monde est intéressé à sa réalisation.

Nous avons placé en première ligne la distillerie fondée, en 1858, par M. Abel Bresson, et exploitée plus tard par MM. Boillon et Blondeau. Cet établissement est situé loin du cours de la rivière, et cependant on lui a, dès l'origine, attribué, avec raison, la plus grande part dans les inconvénients qui ont été observés.

Mais nous devons dire tout de suite que cette distillerie a été considérablement modifiée depuis quelque temps, et que le nouveau régime auquel elle est actuellement soumise, a notablement diminué son influence dans la question qui nous occupe. Cependant nous croyons devoir rappeler ce qui s'est passé, afin de bien faire connaître

ce qui existe aujourd'hui, et d'éviter dans
l'avenir le retour des mêmes accidents

Par un arrêté de M. le maire de Dijon, en
date du 20 août 1859, le propriétaire des
bâtiments dans lesquels est placée la distillerie, a été autorisé à faire construire un
conduit qui, partant d'une des cours de l'é-
tablissement, allait rejoindre le canal de
décharge des fontaines un peu au dessous
du lavoir.

Au moyen de ce conduit, les résidus de
la distillerie étaient dirigés vers le canal de
décharge, et allaient ainsi gagner l'égout
établi le long du chemin de fer, en suivant
l'ancien cours du ruisseau de Raines, pour
venir aboutir près la Porte-d'Ouche à
l'égoût principal de la ville, quelques mè-
tres avant la jonction de cet égout et de la
rivière.

On comprend d'après cette indication que,
malgré son éloignement de la rivière, la distillerie ait pu avoir une grande influence
sur la nature de ses eaux, puisque les résidus de cet établissement étaient amenés
directement dans l'Ouche au moyen de ca-
naux non interrompus.

Que cette circonstance ait été la princi-

pale cause de l'encombrement des biefs et
de l'altération de leurs eaux, nous l'avons
établi dès 1863, dans un travail fait à la re-
quête de M. le juge de paix du canton ouest,
et dès cette époque nous avons demandé que
l'on supprimât l'envoi dans la rivière des
résidus de la distillerie.

Mais depuis un an, avons-nous dit, le régime de cette distillerie a été profondément
modifié, on n'y opère plus de fermentation ;
on se borne à rectifier des flegmes. D'après
cela, les alcools entreraient dans l'usine à
un certain degré pour en sortir à un degré
supérieur après une nouvelle distillation.

La conséquence de cette modification,
c'est la suppression des résidus solides qui,
entraînés avec les parties liquides, arrivaient
dans la rivière et se déposaient dans les
biefs. Aujourd'hui il ne peut plus sortir de
l'établissement que des eaux de lavage, les
eaux des réfrigérants, et les résidus liquides
provenant des flegmes distillés. Tels sont,
du moins, les termes de la déclaration qui
nous a été faite lors de notre dernière visite

Nous sommes ainsi conduits à envisager
dans les effets de la distillerie deux points

bien distincts : d'une part, les conséquences encore existantes de l'ancien état de choses ; de l'autre, l'influence des opérations qui s'y pratiquent aujourd'hui.

Les conséquences de l'ancien état de choses sont l'encombrement des biefs et l'accumulation, dans chacun d'eux, de matières très putrescibles et facilement décomposables.

La prescription à ce point de vue est facile à déduire, il faut de toute nécessité que ces matières soient enlevées et que tous les biefs soient nettoyés.

La nature des matières accumulées, la disposition et le régime des biefs rendent cette mesure tout à fait indispensable.

Dans le travail précédemment cité, nous en avons démontré la nécessité, et nous savons qu'on s'occupe des moyens à employer pour la réaliser.

Nous insisterons seulement pour que cette opération soit faite aussi complètement que possible et dans tous les biefs. Les observations que nous aurons à présenter dans la suite de ce travail conduiront à la même conséquence par d'autres considérations.

Il nous reste à examiner l'influence que

la distillerie peut encore exercer dans les nouvelles conditions où elle se trouve placée.

Les résidus que la distillation des flegmes peut occasionner n'amèneront certainement pas d'encombrement, ils sont tous liquides.

Les eaux des réfrigérants, ainsi que celles provenant du lavage et du rinçage des futailles, peuvent être envoyées dans les égoûts et dans les biefs, elles n'y amèneront aucun résultat dangereux. Il n'en sera pas toujours de même des résidus que l'opération de la distillation obligera de laisser dans les appareils et qui sont maintenant éliminés par les mêmes voies.

Si ces liquides ne sont pas mélangés avec une très grande quantité d'eau, ils conserveront une odeur très désagréable, et leur envoi dans les biefs, surtout au moment des basses eaux, ne sera pas sans inconvénients pour le voisinage. Outre la mauvaise odeur que l'eau répandra, elle pourra devenir nuisible aux poissons et aux bestiaux.

Une observation faite pendant le courant de ce mois justifie et confirme pleinement la distinction que nous venons d'établir. Pendant deux jours une odeur très désagréable s'est répandue sur tout le parcours

du troisième bief, comme cela arrivait fré-
quemment autrefois, et en remontant la rivière, on a pu venir percevoir une odeur
très prononcée à la sortie de l'égout près la
porte d'Ouche.

Outre ce point sur lequel l'attention du
conseil doit être appelée, nous croyons encore devoir signaler une disposition vicieuse
dans la construction de l'aqueduc qui va de
la distillerie au canal de décharge. Cet aqueduc est souterrain, on ne sait ni où il com-
mence, ni où il finit. Il serait bien à désirer
cependant qu'on put, à un instant donné,
constater la nature des liquides qui y sont
envoyés et qui arrivent au canal de décharge.
L'établissement dans la cour de la distillerie
d'une citerne étanche, où les eaux seraient
reçues avant d'aller dans l'aqueduc et la
construction d'un regard au point de jonction avec le canal de décharge rempliraient
parfaitement ce but et permettraient une sur-
veillance qui est très difficile dans les conditions actuelles.

Examinons maintenant l'influence des
établissements existant dans cette portion

du faubourg d'Ouche, qui forme le quartier des tanneries.

Ces tanneries, placées les unes à côté des autres, à la suite de l'ancien abattoir et sur la rive droite du second bief, existent dans cet endroit depuis un très grand nombre d'années.

Ces établissements sont compris dans la deuxième classe des établissements dangereux et insalubres dans laquelle sont placés ceux dont l'éloignement des habitations n'est pas nécessaire, mais dont il importe de ne permettre la création qu'après avoir acquis la certitude que les opérations qu'on y pratique seront exécutées de manière à ne pas incommoder les propriétaires du voisinage, ni à leur causer des dommages. Cette définition est extraite de l'article 1er du décret du 15 octobre 1810, qui sert de base à la réglementation des établissements dangereux et insalubres.

L'article 11 de ce même décret s'exprime ainsi : « Les dispositions du présent décret n'auront pas d'effet rétroactif. En conséquence, tous les établissements qui sont aujourd'hui (15 octobre 1810) en activité continueront d'être exploités librement, sauf

les dommages dont pourront être passibles
les entrepreneurs de ceux qui préjudicient
aux propriétés de leurs voisins ; ces dommages seront arbitrés par les tribunaux. »

L'article 13 ajoute : « Les établissements
maintenus par l'article 11 cesseront de jouir
de cet avantage dès qu'ils seront transféré
dans un autre emplacement ou qu'il y aura
une interruption de six mois dans les travaux. Dans l'un et l'autre cas ils rentreront
dans la catégorie des établissements à for-
mer, et ils ne pourront être remis en activité qu'après avoir obtenu, s'il y a lieu, une
nouvelle autorisation. »

La conséquence de ces dispositions, c'est
que les tanneries, qui existaient avant 1810,
ont pu continuer à fonctionner sans autorisation, mais à la condition de ne pas inter-
rompre leurs travaux et de ne pas changer
de local. De l'ensemble de la législation sur
les établissements insalubres, il résulte également que tout établissement autorisé ne
peut ajouter une nouvelle industrie à celle
qui s'y exerçait d'abord, sans avoir obtenu
une nouvelle autorisation. Cette clause nous
paraît parfaitement applicable aux établissements existant avant 1810.

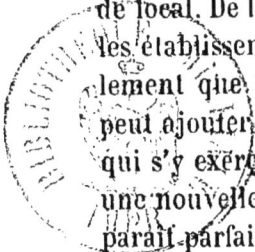

Or, si nous comparons ce qui se pratiquait à Dijon avant 1810 dans les tanneries, et ce que la plupart de ces établissements sont devenus aujourd'hui, nous serons forcés de reconnaître que la loi n'a pas été appliquée à leur égard.

Plusieurs de ces établissements se sont déplacés et transformés d'une manière complète quant à la nature de leurs opérations ; de nouveaux établissements ont été fondés, quelques-uns même sont de création tout à fait récente, et l'un d'eux n'a guère qu'une année d'existence.

Tous ces changements : modifications dans le travail, déplacement des anciens établissements, création d'établissements nouveaux, se sont faits librement, sans contrôle, sans enquête, sans autorisation, malgré les prescriptions si nettes et si formelles de la loi et des règlements qui régissent ces sortes d'établissements.

Or, l'intérêt bien entendu des industriels eux-mêmes, exige que cet état de choses cesse le plus promptement possible, et qu'une existence légale remplace pour eux le provisoire et l'arbitraire dans lesquels ls se trouvent depuis trop longtemps.

Il ne faut pas cependant se dissimuler que
ce retour à la légalité présente dans l'appli-
cation de grandes difficultés.

Depuis une trentaine d'années, un nouveau mode de préparation des peaux s'est
introduit dans plusieurs tanneries du faubourg d'Ouche; cette industrie y a prospéré
et grandi, lentement d'abord, plus rapidement ensuite, et on comprend qu'il soit de-
venu difficile de la régler aujourd'hui, tandis
qu'il aurait été très facile et très simple de
la diriger et de la régulariser en s'y prenant
dès l'origine

En ce moment, un seul établissement de
mégisserie fait plus en un jour que l'on ne
faisait en une année, il y a trente ans, sur
tout le parcours de la rivière, dans cette industrie spéciale. Une seule maison, qui est
encore en voie d'accroissement, travaille, en
moyenne, deux ou trois mille peaux par se-
maine, et emploie pour ce travail près de six
mille kilogrammes d'orpin chaque année.

On comprendra difficilement qu'une pa-
reille quantité d'une matière aussi dange-
reuse puisse être impunément introduite
dans un cours d'eau quelquefois très peu
abondant, et on se rend très bien compte du

rôle que l'on a dû lui attribuer dans les inconvénients dont se plaignent les propriétaires riverains.

Dans le courant de l'année 1863, j'ai recher-
ché si les dépôts accumulés dans la rivière
contenaient de l'arsenic. L'analyse unique
que j'ai faite à ce point de vue m'a donné
un résultat négatif; je dois dire qu'elle a
porté sur un échantillon de vase recueilli
très loin du dernier atelier de mégisserie,
dans le voisinage des moulins, et à l'époque
où avait lieu, d'une manière très active, l'envoi des résidus de la distillerie. Je crois,
par conséquent, que cette observation a
besoin d'être complétée et vérifiée dans
dans d'autres conditions (1).

En résumé, relativement aux mégisseries
existant sur les bords de l'Ouche, nous
avons constaté les faits suivants. Ces établissements n'ont pas d'existence légale, ils n'ont
pas été autorisés; de plus ils versent dans la
rivière une quantité très considérable de résidus dans la formation desquels le sulfure
d'arsenic entre en grande proportion, et

---

(1) Depuis la rédaction de ce rapport, j'ai fait une analyse de l'eau de l'Ouche, prise le 20 mai dans un bief, un

cette opération demande à être surveillée et
étudiée d'une manière très sérieuse, pour
que l'on puisse apprécier exactement la part
qui doit être faite à ces établissements dans
les faits signalés depuis 1860.

Il nous reste à chercher quelle est également la part qu'il faut attribuer aux égouts
de la ville dans les causes d'infection et d'insalubrité de la rivière d'Ouche.

Tout en reconnaissant que le système des
égouts de Dijon a été très amélioré depuis
quelques années, nous devons cependant
admettre qu'il reste sur ce point beaucoup à
faire, et en rappelant ce que nous avons
observé, il nous sera facile d'indiquer dans
cette étude les parties sur lesquelles doit
plus particulièrement porter l'attention de

---

peu au-dessus des jardins du Castel, en remontant vers le
chemin de fer.

La présence de l'arsenic dans l'eau a été constatée
d'une manière très évidente.

J'ai reconnu de plus que l'air dissous dans cette eau ne
contenait, en volume, que 4 0,0 d'oxigène.

Dans un autre travail je ferai connaître avec détails les
résultats de cette analyse.

l'autorité, non seulement en ce qui concerne l'Ouche, mais encore au point de vue de la salubrité générale de la ville.

La surface de la partie habitée de la commune de Dijon se divise, quant à la direction des eaux, en trois versants et les eaux recueillies sur ces trois versants viennent toutes au moyen de trois égouts collecteurs, se rendre à la rivière entre le premier et le second barrage.

Le grand égout voûté qui, suivant l'ancien lit de Suzon, part du cours Fleury et vient aboutir à la porte d'Ouche, reçoit les eaux de la partie centrale de la ville, il débouche comme nous l'avons déjà dit, en face de l'endroit où était placé l'ancien abattoir.

Un peu avant son entrée, dans la rivière, il reçoit un égout venant du faubourg Raines et qui apporte toutes les eaux tombées sur le plateau dont la place Darcy forme le centre.

Un autre bras de Suzon, celui qui entoure la ville de la porte Saint-Nicolas au faubourg d'Ouche, en passant par la porte Neuve et la porte Saint-Pierre, reçoit les égoùts dans lesquels s'écoulent les eaux du quartier Saint-Michel, des rues Buffon, Chabot-Char-

ny, Saint-Pierre et des quartiers avoisinants.
Ce bras de Suzon se jette dans l'Ouche, un
peu après le rempart de Tivoli, du même
côté que l'ancien cours du même ruisseau et
toujours entre le premier et le second barrage.

Ainsi tous les égouts de la ville viennent
déboucher dans le même bief de l'Ouche,
par deux ouvertures distinctes et très peu
éloignées l'une de l'autre

Ici nous croyons devoir reproduire un raisonnement que nous avons entendu faire
bien souvent, et qui permet d'apprécier,
d'une manière générale, le rôle de ces égouts
et des matières qu'ils charrient, dans les
causes des plaintes faites par les riverains
de l'Ouche.

Depuis longtemps déjà ces égouts existent
et amènent leurs eaux aux mêmes endroits.

S'il est certain et évident que la longueur
de ces égouts dans les différents quartiers
est aujourd'hui beaucoup plus grande, si
d'un autre côté le développement de l'industrie, ainsi que l'accroissement de la population, ont dû augmenter notablement la quantité des immondices charriées par ces égouts,
ces faits se sont produits d'une manière gra-

duelle et particulièrement il y a très peu de
différence entre le régime actuel et celui qui
existait il y a dix ans. Nous exceptons, bien
entendu, ce qui a été déterminé par l'autorisation accordée en 1859 à la distillerie de
la porte Guillaume.

Si donc les égouts entraient pour une
large part dans les inconvénients dont se
plaignent les riverains de l'Ouche, ces inconvénients se seraient manifestés peu à peu,
tandis qu'au contraire nous les voyons naî-
tre tout à coup en 1860 et grandir ensuite
très rapidement.

Ce raisonnement nous paraît fondé, il
prouve que c'est à l'influence de quelques
établissements privés plutôt qu'aux égouts
de la ville qu'il faut attribuer presque tout
le mal.

Cependant on ne doit pas se dissimuler
que la disposition des égouts laisse beaucoup
à désirer et qu'il y a sur plusieurs points de
leur parcours des causes d'infection qu'il
importe de faire disparaître. Si donc on se
contentait de supprimer les causes d'accidents dues aux usines particulières, l'amélioration obtenue ne serait pas complète et
les inconvénients observés pourraient sub-

sister en partie ou se reproduire dans l'avenir. Il importe donc de prévenir ce résultat et de rechercher, dès maintenant, quelles sont les mesures propres à l'empêcher.

Il nous est impossible, dans cette étude sommaire, d'approfondir toutes les questions qui se rattachent à l'organisation du système d'égouts dans une ville, et particulièrement à Dijon, nous nous contenterons de signaler les trois points suivants.

Dans l'état de choses actuellement existant dans notre ville, toutes les matières altérées ou altérables que les égouts reçoivent et charrient, arrivent dans une série de biefs qu'elles doivent nécessairement contribuer à infecter et à corrompre dans une certaine proportion, soit d'une manière permanente, soit à l'époque des basses eaux.

Ces égouts, ne sont pas appropriés sur une foule de points de leur parcours, à l'usage auquel ils sont destinés.

Ces deux circonstances seraient-elles sans inconvénients au point de vue de l'hygiène et de la salubrité, qu'il resterait encore la question relative à la perte absolue de matières très utiles et pouvant rendre à l'agriculture de grands services.

Nous allons essayer de montrer qu'on ar-
riverait à concilier tous les intérêts engagés
dans cette question si complexe : salubrité
de la ville, hygiène de ses habitants, développement et avenir de l'industrie locale, en
réalisant une idée qui mérite d'être exami-
née sérieusement et dont nous avons, depuis
longtemps, conseillé l'étude aux personnes
compétentes pour entreprendre ce travail.

Parlons d'abord d'un projet qui a été sou-
mis au conseil municipal de Dijon, en 1863,
par M. l'ingénieur chargé du service des
fontaines de la ville.

Ce projet consistait à réunir dans un canal unique, dans un grand égout collecteur,
les eaux provenant de tous les points de la
ville de manière à supprimer complétement
leur arrivée dans les biefs, et à faire disparaître, par conséquent, les inconvénients
provenant de la disposition actuelle.

Toutes ces eaux, réunies sur un même
point, devaient être dirigées vers l'autre
bras de la rivière, soit en empruntant l'aqueduc actuel du nouvel abattoir, soit par un
autre canal, mais toujours en passant au-
dessous des biefs entre le second et troisième barrage.

Ce système avait pour avantage de ne plus
envoyer dans les biefs les immondices venant
de la ville, d'augmenter et de perfectionner
la canalisation des égouts, qu'une plus
grande quantité d'eau mise à la disposition
de l'administration, par l'acquisition de nouvelles sources, permettrait d'entretenir plus
parfaitement.

Mais nous trouvons qu'on peut lui faire
deux objections très sérieuses. D'abord s'il
délivre la ville des dangers qui peuvent déjà
exister aujourd'hui ou qui se manifesteront
plus tard par suite de la nature et de la
quantité des matières charriées par les
égouts, il ne supprime pas les accidents pos-
sibles, il les reporte seulement plus loin, et
les plaintes faites dans les conditions actuelles, par la commune de Longvic, seraient
bien autrement vives après l'accomplissement de ces nouvelles dispositions.

Il ne faut pas oublier que si la ville peut
se servir des cours d'eau qui la traversent
pour s'assainir et se débarrasser de toutes
les substances susceptibles de s'altérer et
qui s'accumulent sur son territoire, c'est à
la condition que les communes situées au-
dessous d'elle recevront les eaux dans des

conditions qui leur permettent de les utiliser à leur tour pour les usages auxquels elles
sont ordinairement destinées.

A ce premier inconvénient s'en ajoute un
autre, c'est que toutes les matières ainsi
charriées dans la rivière sont complètement
perdues pour l'agriculture.

Si au contraire on arrivait à débarrasser
Dijon de ses immondices sans infecter les
communes voisines, et en faisant de cette
opération une industrie lucrative, destinée
à utiliser tous les résidus de la ville, on ar-
riverait à la meilleure solution qu'il soit
possible de réaliser.

Quelques mots vont nous permettre maintenant d'énoncer nos idées sur ce sujet, et
nous serons facilement compris, car déjà
quelques tentatives ont été faites dans ces
derniers temps pour arriver à l'utilisation
plus parfaite de matières jusqu'ici complètement perdues, et il ne serait pas impossible d'étendre et de développer ces premiers
essais.

Supposons qu'il existe un établissement
placé dans un point convenable de cette
plaine sablonneuse qui s'étend au levant de
la ville, et dont le but soit de recueillir et

de préparer pour être livrés à l'agriculture
les résidus de toute nature que fournit une
population agglomérée de 40,000 ames, il
serait facile de diriger vers cet établissement toutes les matières qui aujourd'hui
encombrent les égouts et infectent la rivière.

La nécessité d'alimenter un pareil établissement amènerait l'amélioration du régime des lavoirs publics, des fosses d'aisan-
ces, des urinoirs, des eaux ménagères, des
ateliers d'équarrisage et de plusieurs autres
industries spéciales. Les conséquences de
ces modifications seraient bien vite appré-
ciées, car aujourd'hui l'état de ces différents services à Dijon est très défectueux et
très imparfait.

Ainsi l'égout collecteur, au lieu d'aller rejoindre larivière, serait dirigé vers le centre
de cet établissement.

Un système de vannes et de barrages permettrait cependant d'envoyer directement
les eaux à la rivière, lorsque cela devien-
drait nécessaire par suite d'une crue qui,
dans ce cas, porterait avec elle le remède
contre l'influence funeste des substances en-
traînées.

Les eaux qui auraient servi de véhicule
aux matières utilisées, s'écouleraient après
leur épuration dans le filtre naturel que
nous offre la plaine de sable dans laquelle
nous supposons établie cette grande usine
destinée à entretenir la salubrité de la ville
en utilisant les matériaux qui seraient susceptibles de la compromettre. Ces liquides
iraient ainsi regagner les cours d'eau natu-
rels sans modifier les conditions de pureté
dans lesquelles ils se trouvent ordinairement.

L'étude de ce projet permettrait, en même
temps, de reconnaître s'il serait possible
d'utiliser directement, par voie d'irrigation,
les eaux fournies par les égouts.

Ainsi, grâce à l'augmentation de la quantité d'eau disponible, l'administration municipale pourrait entretenir les égouts actuellement existants dans un meilleur état et
augmenter leur étendue; par suite du détournement de l'égout collecteur, elle ces-
serait d'envoyer des matières infectes et
dangereuses dans les biefs de l'Ouche et elle
utiliserait ces matières perdues jusqu'ici; de
plus, par l'emploi de mesures que comman-
dent impérieusement l'accroissement con-

tinu de la population et le développement
de l'industrie, elle augmenterait la salubrité
des différents quartiers qui ont le plus à
souffrir du régime actuel.

Nous devons reconnaître que l'adoption de
ce système et le détournement des eaux actuellement versées dans les biefs, par les
deux bras de Suzon, enlèveraient une partie
de leur force aux moulins situés sur la rivière ; mais, entre deux maux, il faut choi-
sir le moindre et, si l'intérêt général doit gagner beaucoup à la cessation de l'envoi des
eaux des égouts dans l'Ouche, les propriétaires riverains seront les premiers à béné-
ficier de l'assainissement et de la purifica-
tion de la rivière, qu'ils réclament aujour-
d'hui.

On voit que la question particulière de
l'infection de la rivière de l'Ouche, dans le
parcours de Dijon, est liée d'une façon très
étroite avec une autre question plus générale et plus complexe, qui intéresse l'hygiène
et la salubrité de la ville tout entière, et à
ce point de vue, nous devions signaler les
moyens d'améliorer l'ensemble de la situation, car la solution du dernier problème
supprime tous les inconvénients attribués,

relativement à l'Ouche, aux égouts de la
ville ainsi qu'aux établissements privés et
publics qui versent leurs résidus dans ces
égouts.

Nous venons de passer successivement en
revue les trois points que nous avons signalés en cherchant à grouper les causes mul-
tiples auxquelles on a, dans ces derniers
temps, attribué l'infection des biefs de
l'Ouche. Il nous reste maintenant à formuler les conséquences de ce travail et les pro-
positions que nous avons à vous faire pour
arriver à le compléter et à faire cesser l'influence de chacune de ces causes.

Relativement aux établissements privés,
qui sont plus particulièrement incriminés,
la distillerie de la porte Guillaume et les
mégisseries du faubourg d'Ouche, il importe
que des mesures prises très promptement
fassent disparaître les accidents qui résul-
tent de l'exercice de ces industries ; pour y
arriver, nous vous proposons de nommer
deux commissions dont le travail est facile
à tracer.

L'une examinera la situation actuelle de

la distillerie, et indiquera les modifications qu'il conviendrait d'apporter au système suivi pour le départ des résidus, de manière à faire cesser les inconvénients dont on croit avoir encore à se plaindre aujourd'hui.

L'autre étudiera les procédés suivis dans les mégisseries, la nature et les modifications des substances employées et le rôle plus ou moins actif que ces substances peuvent jouer dans les réactions qui se produisent au sein de la rivière où elles sont envoyées.

Le Conseil discutera ensuite les conséquences des rapports qui lui seront présentés.

Nous croyons que ces deux points convenablement réglés, les plaintes disparaîtront complètement sur les bords de l'Ouche, pourvu que les biefs soient préalablement nettoyés.

Quant à ce qui touche à l'influence des égouts de la ville et des autres établissements privés et publics qui versent leurs résidus dans ces égouts, les mesures à prendre sont très complexes et demandent à être étudiées avec soin ; s'il est moins urgent de les réaliser toutes immédiatement, il im-

porte cependant de s'en occuper sans retard
et d'arrêter un plan général d'assainissement dont l'exécution pourra se faire par
fractions, suivant les besoins et les ressources
de la ville. Un tel travail me paraît devoir
être la conséquence d'une organisation qui
n'existe encore à Dijon que d'une manière
incomplète, mais dont il suffira de montrer
l'utilité pour qu'elle soit bientôt complétée
et qu'elle puisse fonctionner régulièrement
dans toutes ses attributions.

M. le maire a institué récemment une
commission communale d'hygiène et de salubrité, c'est à elle qu'il convient d'étudier
les mesures propres à remédier aux inconvénients que nous avons signalés, et qui pro-
viennent des mauvaises dispositions ou
même de l'absence des règlements munici-
paux sur ces différents sujets.

Nous n'avons pas besoin du reste d'entrer
dans de grands détails pour faire connaître
les attributions et le rôle d'une semblable
commission.

Toutes les mesures prises par l'autorité
préfectorale relativement à l'hygiène publique sont notifiées à MM. les maires des communes intéressées, qui sont chargés d'en

surveiller l'accomplissement, et ces fonc-
tionnaires ne sauraient mieux faire que de
recourir au zèle et aux lumières des commissions locales, lorsqu'elles existent, pour
l'exécution de cette prescription.

Ainsi, lorsqu'il y a une commission municipale d'hygiène, le maire peut consulter
cette commission lors des enquêtes de *com-
modo et incommodo* prescrites pour l'autorisation des établissements insalubres ; si plus
tard il communique à cette commission les
arrêtés d'autorisation, la commission s'assu-
rera par des visites que les mesures ordon-
nées sont exécutées ; ces précautions si sim-
ples préserveront de bien des difficultés
pour l'avenir, et la commission, initiée à
l'étude des questions qui intéressent l'hygiène de la localité, saura les résoudre de
la manière la plus utile pour le maintien de
la salubrité générale.

Pour le passé, que la commission municipale fasse le relevé des industries existant
à Dijon, et examine les conditions dans lesquelles elles fonctionnent, elle reconnaîtra
quelles sont celles qui peuvent porter at-
teinte à la salubrité de la ville ; nous sommes certain que le plus souvent on consta-

tera que cela provient de la non exécution des règlements, et alors il sera facile à l'ad-ministration de provoquer le retour à la légalité et de sauvegarder par ce moyen les intérêts de tous.

Parmi les autres travaux rentrant dans les attributions de la commission d'hygiène, nous signalerons encore l'étude des modifications urgentes à introduire dans les différents services que nous avons indiqués, et on ne peut manquer d'arriver rapidement, avec les ressources de tout genre dont notre ville dispose, à une amélioration dans le régime des égouts et sur tous les points qui s'y rattachent.

Les indications générales que nous avons données nous paraissent bien suffisantes pour tracer la marche à suivre, et dès qu'on aura entrepris cette étude avec la ferme volonté d'aboutir à un résultat, les points de détails ressortiront d'eux-mêmes.

Nous terminerons donc ce travail en vous engageant à nommer les deux commissions désignées ci-dessus, et à prier M. le préfet d'adresser copie du présent rapport à M. le maire de Dijon, afin que ce magistrat prenne les mesures nécessaires pour provoquer, de la part de la commission communale d'hygiène, l'examen des points sur lesquels doit intervenir plus directement l'action de l'administration municipale.

Dijon, le 25 avril 1866.

C. LADREY.

Le 15 juin dernier, le conseil d'hygiène s'est réuni sous la présidence de M. le Préfet. MM. les industriels intéressés à la solution des questions relatives à l'infection des eaux de l'Ouche, avaient été spécialement convoqués pour cette réunion.

Après discussion et délibération sur les faits présentés, le conseil a décidé qu'il conserverait l'étude des trois points signalés dans le rapport de M. Ladrey. Deux commissions ont ensuite été nommées. L'une a été chargée d'examiner ce qui est relatif à la distillerie et aux usines des bords de l'Ouche; l'autre devra s'occuper de tous les points qui se rapportent à l'influence des égouts de la ville et des établissements placés sur leur parcours.

Le rapport qui précède a été publié dans
les numéros du 16, du 17 et du 18 juillet du
Moniteur de la Côte-d'Or et de l'*Union Bour-
guignonne*. Je me suis décidé à cette pu-
blication pour satisfaire aux demandes qui
m'étaient souvent adressées par les personnes intéressées à la solution des différentes questions qu'il soulève.

. Je me contenterai de cette déclaration,
sans chercher à motiver autrement ma dé-
termination ; je ne crois pas qu'il soit utile,
ni opportun de retracer maintenant l'histoire
complète de ce qui s'est passé depuis 1863.

Je dois cependant répondre aux observations qui viennent de m'être faites au sujet
d'établissements dont je n'ai pas parlé et de
l'absence de conclusions sur les mesures à
prendre relativement à ceux qui sont plus
particulièrement mis en cause.

Mon but était seulement d'arriver à établir les causes générales des plaintes adressées depuis plusieurs années à l'administration, et par les propriétaires riverains des
bords de l'Ouche, et par les communes situées sur le parcours de cette rivière, au-
dessous de Dijon, et de déduire de cette
étude l'indication des points sur lesquels il
peut y avoir des modifications à faire pour
améliorer l'état actuel.

Je n'avais pas à formuler ces modifications, ni les mesures qu'elles entraînent,

pas plus que le moment convenable pour les appliquer. Les études spéciales auxquelles se livrent en ce moment les commissions désignées par le conseil, doivent conduire à ces différents résultats.

Ainsi, la question est nettement posée : des abus regrettables ont amené l'infection de la rivière, il est urgent d'en faire disparaître les conséquences ; des établissements industriels se sont formés sans se soumettre aux prescriptions de la loi, il faut que ces établissements rentrent dans la légalité et le droit commun ; plusieurs services qui intéressent la salubrité générale de la ville, et qui se rattachent aux questions soulevées par l'état de la rivière, demandent à être améliorés, il importe que l'on étudie les moyens d'arriver à ces améliorations. Voilà les trois points que nous avons été conduit à spécifier et à caractériser.

Quant aux établissements autorisés existant dans les différents quartiers, je n'avais pas à les signaler dans ce rapport général. Si quelques-uns, soit par l'insuffisance des prescriptions qui leur ont été imposées dans l'arrêté d'autorisation, soit par suite de la non exécution de ces prescriptions, contribuent à l'infection de la rivière, ils ne seront pas oubliés dans l'examen des moyens à employer pour faire cesser cette infection.

L'autorisation accordée à un établisse-

ment n'enlève rien aux droits de l'administration au point de vue de la salubrité, pas
plus qu'elle n'empêche l'exercice de ceux des
particuliers qui auraient à souffrir du voisinage de cet établissement.

Je terminerai ces observations en insis-
tant sur un point capital, qui ressort évi-
demment de la discussion qui précède, c'est
qu'il est de la plus haute importance pour
les industriels de ne négliger aucune des
mesures prescrites pour la réglementation
des établissements dangereux et insalubres.
Ces mesures ont non seulement pour but de
sauvegarder la santé publique et les intérêts
des voisins, mais elles servent encore à pro-
téger les ouvriers contre les dangers, et à
prémunir les établissements eux-mêmes contre les inconvénients qu'entraîne l'exercice
de leur propre industrie.

Aussi, dans le but de faciliter aux industriels l'accomplissement d'un devoir dont la
négligence peut leur devenir si funeste, j'ai
résumé dans un travail, qui sera prochaine-
ment publié, tous les documents relatifs à
la législation qui, depuis 1810, régit leurs
établissements.

20 juillet 1866.

C. L.

Imp. E. Jobard.